NOUVEAUX DOCUMENTS

RELATIFS

A L'EMPLOI ALIMENTAIRE

DE LA GÉLATINE.

Extrait de la circulaire du bureau de bienfaisance du 12e arrondissement de Paris , pour l'hiver de 1839 à 1840.

« Notre population indigente, loin de diminuer, prend, chaque année,
« un nouvel accroissement; les trois dernières années écoulées nous
« fournissent la preuve de ce fait douloureux. Le nombre de nos mé-
« nages inscrits , qui était, au 1er janvier 1836, de 5,283 , représentant
« 12,082 indigents, s'élevait, au 1er janvier 1837, à 5,751 , représen-
« tant 13,200 indigents. Au 1er janvier 1838 , le nombre de ces mé-
« nages était de 5,769 (ou 13,982 indigents); il s'élevait , au 1er août
« dernier, à 6,180 ménages, représentant 14,368 indigents.

« La moyenne annuelle de nos diverses ressources a à peine atteint
« jusqu'ici 17 francs par chaque individu inscrit , etc. »

Il résulte de cette déclaration qu'il y a dans le 12e arrondissement de
Paris , 14,368 indigents *inscrits* sur environ 83,000 habitants , et que
l'on n'y a à donner à chaque indigent *inscrit* que 17 francs par an , ou
moins de 5 centimes par jour !

En présence de tels faits et de si grands besoins, n'y aurait-il pas lieu
de s'étonner qu'on négligeât l'emploi alimentaire de la gélatine , seul
moyen que l'on ait d'améliorer, sans dépense notable, le sort des mal-
heureux?

D'ARCET.

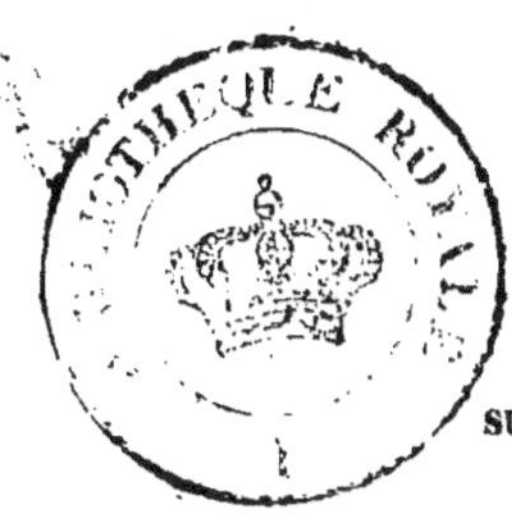

NOTE

SUR L'EMPLOI CONTINU ET RÉGULIER

DE LA GÉLATINE,

PENDANT DIX ANNÉES,

DANS LE RÉGIME ALIMENTAIRE DE L'HÔPITAL SAINT-LOUIS,

Suivie de quelques autres documents relatifs à la même question (1);

PAR M. D'ARCET,

Membre de l'Académie des Sciences, de la Société centrale d'Agriculture,
du Conseil général des Manufactures, et du Conseil de Salubrité.

L'appareil de l'hôpital Saint-Louis, qui fonctionne sans interruption depuis le 9 octobre 1829,
a fourni, en dix ans, 1,562,750 litres de dissolu-

(1) Ayant dit, en rendant compte des neuf premières années de
service de l'appareil de l'hôpital Saint-Louis, tout ce qu'il était
utile de faire connaître à ce sujet, et ne voulant pas perdre mon
temps à reproduire sans cesse les mêmes idées en d'autres termes,
je prends le parti de faire réimprimer le dernier compte rendu, en
le complétant au moyen des résultats obtenus depuis le 9 octobre 1838 jusqu'au 9 octobre 1839, c'est-à-dire, pendant le cours
de la dixième année du service de l'appareil de l'hôpital Saint-
Louis; j'y ajouterai, en remplacement des documents antérieurs,
les nouveaux renseignements qui me sont parvenus, en 1839, sur
le service des deux appareils établis à Lille ; sur l'appareil de Metz
et sur celui du dépôt de mendicité de Lyon, etc.

tion gélatineuse, et 6,610 kilog. de graisse : ces produits ont servi à préparer 3,082,355 rations d'aliments à la gélatine, qui ont été consommées dans l'hôpital et distribuées comme il suit.

Aux malades et aux convalescents. . .	2,477,107
Aux employés et gens de service. . .	592,298
A des familles indigentes..	12,950
Rations distribuées en dix ans. . . .	3,082,355

Le nombre des différentes personnes qui ont été nourries avec des aliments à la gélatine s'est élevé, en dix ans, à 83,333 individus ainsi classés :

Malades et convalescents.	69,139
Employés et gens de service	1,244
Indigents.	12,950
TOTAL. . .	83,333

Ces résultats remarquables, obtenus sans interruption, pendant *dix années*, et sans qu'il ait été porté aucune plainte contre ce régime; la haute renommée du service médical de l'hôpital Saint-Louis ; la capacité et la réputation des administrateurs de cet hospice, prouvent d'abord, sans réplique, comme la notoriété publique l'avait depuis longtemps établi, et comme la Faculté de Médecine l'avait déjà déclaré en plusieurs circonstances, que l'usage alimentaire de la gélatine convenablement employée, n'est pas nuisible à la constitution de l'homme.

HOPITAL SAINT-LOUIS.

Relevé par année des Dépenses et des Produits de l'extraction de la Gélatine des os par la vapeur.

9 Octobre 1829 au 9 Octobre 1839.

DATES.	DÉPENSES.						PRODUITS.					Dissolution gélatineuse obtenue.
	Consommation de charbon par année à 3 f. 55 c. l'hectolit.	Montant en argent.	Os employés par année à 0 f. 09 c. le kilo.	Montant en argent.	Frais de main d'œuv. d'entretien, etc., à raison de 3 f. par jour.	Total général de la dépense en argent.	Os dont on a extrait la gélatine à 0 f. 04 c. 1/2	Montant en argent.	Graisse obtenue des os à 1 fr. 50 c. le kilo.	Montant en argent.	Total général des produits en argent.	
	hecto.	f. c.	k.	f. c.	f. c.	f. c.	k.	f. mil.	k.	f. mil.	f. mil.	litres.
Du 9 Oct. 1829 au 9 Oct. 1830.	305 00	1,082 75	9,983 00	898 47	1,095 00	3,076 22	7,997 47	359 886	677 95	1,016 925	1,376 811	145,645 00
Du 9 Oct. 1830 au 9 Oct. 1831.	311 00	1,104 05	10,113 00	910 17	1,095 00	3,109 22	8,055 15	362 482	691 00	1,036 500	1,398 982	150,110 00
Du 9 Oct. 1831 au 9 Oct. 1832.	319 50	1,134 22	10,201 00	918 09	1,095 00	3,147 31	8,166 00	367 470	699 05	1,048 575	1,416 045	165,215 00
Du 9 Oct. 1832 au 9 Oct. 1833.	307 00	1,089 85	9,899 00	890 91	1,095 00	3,075 76	7,810 00	351 450	681 50	1,022 250	1,373 700	149,325 00
Du 9 Oct. 1833 au 9 Oct. 1834.	303 50	1,077 43	9,950 00	895 50	1,095 00	3,067 93	7,785 00	350 325	665 50	998 250	1,348 575	155,615 00
Du 9 Oct. 1834 au 9 Oct. 1835.	308 00	1,093 40	9,600 00	864 00	1,095 00	3,052 40	7,600 00	342 000	590 00	885 000	1,227 000	145,800 00
Du 9 Oct. 1835 au 9 Oct. 1836.	315 00	1,118 25	9,850 00	886 50	1,095 00	3,099 75	7,750 00	348 750	650 00	975 000	1,323 750	146,100 00
Du 9 Oct. 1836 au 9 Oct. 1837.	320 00	1,136 00	9,940 00	894 60	1,095 00	3,125 60	7,890 00	355 050	660 00	990 000	1,345 050	149,300 00
Du 9 Oct. 1837 au 9 Oct. 1838.	325 00	1,153 75	9,795 00	881 55	1,095 00	3,130 30	7,790 00	350 550	650 00	975 000	1,325 550	148,870 00
Du 9 Oct. 1838 au 9 Oct. 1839.	338 00	1,199 90	9,855 00	886 95	1,095 00	3,181 85	7,650 00	344 250	645 00	967 500	1,311 750	146,770 00
	hecto. 3,152 00	f. c. 11,189 60	k. 99,186 00	f. c. 8,926 74	f. c. 10,950 00	f. c. 31,066 34	k. 78,493 62	f. mil. 3,532 213	k. 6,610 00	f. mil. 9,915 000	f. mil. 13,447 213	litres. 1,502,750 00

RÉSUMÉ.

Dépenses. . . . . 31,066 fr. 340 mil.

Produits. 13,447   213

Excédant des dépenses sur les produits. . . . . 17,619 fr. 127

En divisant cette somme 17,619 fr. 127 mil. par les 1,502,750 lit. de dissolution gélatineuse, on voit que chaque litre revient à 0 fr. 0117, ou à 1 cent. et $\frac{17}{100}$ de centime.

OBSERVATIONS.

En s'opposant à la condensation de la vapeur sur les parois des cylindres et en la condensant par injection, on pourrait facilement économiser la moitié du combustible; dans ce cas, un litre de dissolution gélatineuse ne reviendrait qu'à $\frac{8}{10}$ de centime.

Si l'on se servait de l'appareil à gélatine comme d'un appareil de chauffage à la vapeur, et que l'on fît supporter à l'hôpital la dépense en houille pour ce chauffage, on aurait alors un litre de dissolution gélatineuse pour environ $\frac{4}{10}$ de centime.

En opérant comme il vient d'être dit et en choisissant les *os* contenant plus de $\frac{8}{100}$ de graisse, on obtiendrait enfin la dissolution gélatineuse ou gratuitement, ou même, si on le voulait, avec bénéfice.

Quant à l'avantage que présente l'emploi de cet aliment, ne résulte-t-il pas, évidemment, de la nécessité où est l'homme de se nourrir d'aliments azotés; du bas prix auquel on obtient la gélatine, et, en outre, de ce que l'on peut, en en faisant usage, donner sans dépense extraordinaire, aux convalescents et aux gens de service, du rôti, des ragoûts ou tout autre aliment savoureux à la place du mauvais bouilli qu'on leur distribuait toutes les fois que le régime maigre ne leur était pas imposé? Voici les détails des produits obtenus en se servant de l'appareil de l'hôpital Saint–Louis pendant dix années de suite. (*Voy. le tableau précédent.*)

Les nombres consignés dans ce tableau donnent, pour terme moyen et par jour les résultats suivants.

DATE.	Houille brûlée.	Os de boucherie humides.	Dissolution gélatineuse obtenue.	Graisse obtenue.	Résidu osseux humide.
Par jour.	kilog. 69,084	kilog. 27,174 (1)	litr. 411,712	kilog. 1,811	kilog. 21,505 (2)

(1) Les os frais, sortant du pot au feu, contiennent huit centièmes d'eau.

(2) Le résidu osseux contient jusqu'à 30 pour cent d'eau, au moment où on le retire des cylindres; mais je ne calculerai, pour établir le tableau suivant, que sur 25 d'eau par cent de résidu osseux humide.

En ramenant à l'état sec, par le calcul, les os frais employés et le résidu osseux humide, on a, pour terme moyen et par jour, les résultats qui suivent.

DATE.	Houille brûlée.	Os de boucherie secs.	Dissolution gélatineuse obtenue.	Graisse obtenue.	Résidu osseux sec.
Par jour.	kilog. 69,084	kilog. 2	litr. 411,712	kilog. 1,811	kilog. 16,129

Voici, maintenant, quels sont les faits que l'on peut déduire des données fournies par ce dernier tableau : pour plus de clarté et pour les rendre facilement comparables, je les ramènerai, par le calcul, à présenter les produits de 100 kilog. d'os bien desséchés.

D'après le travail de dix années et au moyen de l'appareil de l'hôpital Saint-Louis, 100 kilog. d'os secs ont produit 1647 litres de dissolution gélatineuse, $7^{kilog.}$ 244 de graisse, et $64^{kilog.}$ 516 de résidu osseux sec : d'où il suit que l'on a eu, par 100 kilog. d'os secs et pour terme moyen de dix années de travail :

Gélatine sèche. 28,240
Graisse 7,244
Résidu osseux sec. 64,516

$\qquad$

Total. . . 100

Cent d'os secs ont donc donné environ 36 de substance alimentaire sèche , et la dissolution gélatineuse obtenue contenait donc, par litre , le produit soluble de 17 grammes de gélatine également sèche.

J'ajouterai , pour mieux faire apprécier ces résultats, que l'appareil de l'hôpital Saint-Louis est loin d'être, comme on l'a dit, un modèle de perfection; que c'est, au contraire, un mauvais appareil, établi à peu de frais et en se servant de quatre vieux tuyaux de la machine de Marly : je dirai que, depuis dix ans, on a manqué, chaque jour, de 6 ou 7 kilog. d'os pour remplir les cylindres, et que, par conséquent, l'appareil n'a jamais pu réaliser le maximum du produit pour lequel il a été établi ; je rappellerai que cet appareil n'a pas été utilisé comme moyen de chauffage; qu'il n'a été pris aucune précaution pour s'opposer au refroidissement des 6 mètres carrés de surface qu'il présente à l'air ; et enfin, qu'il serait bien facile de diminuer au moins de moitié la dépense en combustible à laquelle son service donne lieu.

Quant à la dissolution gélatineuse obtenue, on sait qu'il suffirait qu'elle contînt 10 grammes de gélatine sèche par litre, pour qu'elle pût être employée avec avantage dans la préparation du bouillon fait en économisant la moitié ou les trois quarts de la viande de boucherie; or, sous ce point de vue, l'appareil ne laisse rien à désirer, puisqu'on peut, à volonté, lui faire produire de la dissolution gélatineuse assez concentrée pour se prendre en gelée par le refroidissement, et, qu'en y mettant des os peu chargés de graisse, il est facile d'amener toute la dissolution à contenir jusqu'à 20 grammes de gélatine sèche par litre.

Je rappellerai enfin que, sous le rapport de la dépense, il ne reste encore rien à désirer : en effet, l'expérience a démontré qu'en faisant usage d'appareils bien construits, et qu'en opérant bien, on pouvait, dans certaines circonstances, obtenir la dissolution gélatineuse avec bénéfice; que souvent on l'obtenait gratuitement, et que, dans les circonstances les moins favorables, elle ne revenait qu'à environ un centime le litre. Que peut-on demander de mieux? Un jour viendra, sans doute, où l'on regrettera d'avoir négligé si longtemps une aussi grande ressource alimentaire; j'espère que la publication du compte de l'emploi de la gélatine, pendant dix ans de suite, dans le régime de l'hôpital Saint-Louis, hâtera le moment où les administrations qui s'occupent du soulagement des pauvres accorderont à cette question toute l'attention qu'elle mérite; quant à moi, mon opinion est faite; elle n'a pas varié depuis 1814, et je puis affirmer hautement que toutes les discussions que j'ai eu à soutenir depuis vingt-cinq ans relativement à l'emploi alimentaire de la gélatine et qui m'ont obligé à considérer la question sous toutes ses faces, n'ont fait que me confirmer de plus en plus dans l'opinion que j'étais sur une bonne voie, et qu'il était utile et raisonnable de m'y tenir ferme et de ne pas l'abandonner.

Nota. Je ne crois pas devoir terminer ce compte rendu de dix années de service sans faire observer que les résultats remarquables qui y sont consignés sont dus, en grande partie, au zèle éclairé et à la persévérance de M. de Blainville, directeur de l'hôpital Saint-Louis, et de M. Paupert, spécialement chargé de la direction du service de l'appareil à gélatine. Je les prie, ici, d'agréer mes félicitations et mes sincères remercîments; j'espère que, lors de l'adoption générale de la gélatine dans le régime alimentaire des pauvres et des grandes réunions d'hommes, l'opinion publique et l'administration se souviendront que MM. de Blainville et Paupert m'ont bien aidé dans la lutte opiniâtre que j'ai eu à soutenir pour la défense de cette importante question.

NOUVEAUX DOCUMENTS

SUR

L'EMPLOI ALIMENTAIRE DE LA GÉLATINE DES OS EN 1839.

Dépôt de Mendicité de la ville de Lyon.

Lyon, le 21 janvier 1839.

A Monsieur d'Arcet, Membre de l'Académie des Sciences.

Monsieur,

L'Établissement, au Dépôt de Mendicité, d'un Appareil pour la confection de la Gélatine extraite des os, a donné des résultats tellement satisfaisants que le Conseil d'Administration regarde comme un devoir de vous les faire connaître : c'est un hommage qui vous est dû, Monsieur, et que nous nous empressons de vous offrir.

L'Établissement de la Gélatine date de la fin de 1837.

Cette année, les journées de présence au Dépôt avaient été de 66,717

En 1838, le nombre des journées s'est élevé à 72,775

Différence en plus pour 1838 6,058

Et cependant, les dépenses de médicaments ont été en moins de la somme de 5oo francs sur environ 1,200.

La mortalité a été moindre aussi, de dix-huit sur environ quatre-vingt-dix, tandis que dans la ville de Lyon, et notamment dans les hôpitaux, elle a été plus considérable.

Il est probable que, sous d'autres rapports encore, l'amélioration résultant de l'Établissement de la Gélatine aura produit ses fruits; nous aurons soin de vous tenir au courant.

Agréez l'assurance de la considération distinguée avec laquelle nous sommes,

Monsieur,

Vos très-humbles et très-obéissants serviteurs.

MM. Delahante, Vice-Président;
Margerant, Secrétaire;
Pignatel,
Peyronni,
Ollat,
Gayet,
Gonon,
B^t. Pupier,
Menaide, curé de Saint-Nizier;
Tarpin,
Bernard,
Lacroix de Laval,
Saint-Olive,
Bonnetain,
Goiran,
Montain,
Deverdt.

Ce 19 octobre 1839.

A Monsieur d'Arcet , Membre de l'Institut.

Monsieur,

C'est avec un nouveau plaisir que je viens aujourd'hui vous confirmer le succès que nous avons obtenu au moyen de votre Appareil pour la confection de la Gélatine. Depuis deux années et plus, cet Appareil, qui est en pleine activité, nous a donné les plus heureux résultats : économie et santé. Dans le rapport qui vous fut envoyé par le Conseil, il y a plus d'un an, ces résultats vous furent annoncés ; une année de plus les a complètement confirmés, et les a rendus incontestables.

Comme vous le savez, Monsieur, notre ville de Lyon, grâce à notre Hospice de Mendicité, se trouve presque entièrement purgée des milliers de mendiants qui obstruaient nos rues et nos temples ; mais les deux cents détenus, chefs de file du mendicisme, sont pour la plupart minés, détériorés par les vices ou la misère. Avant l'Établissement de votre Appareil et la distribution de la Gélatine, nos Infirmeries étaient pleines et la mortalité considérable. Depuis cette époque, malgré les mauvais hivers et les maladies régnantes, l'état sanitaire s'est soutenu, les décès ont diminué, et les journées de travail ont beaucoup augmenté.

Tels sont, Monsieur, les heureux résultats de vos travaux philantropiques; puissent ces succès, ajoutés à tant d'autres, vous consoler des tracasseries, sans but et sans raison, que l'on vous a suscitées! Insistez, Monsieur, pour le bien de l'humanité, la vérité triomphe toujours de l'erreur et de la mauvaise foi.

Votre tout dévoué serviteur.

MONTAIN,

Administrateur de l'Hospice de Mendicité, Professeur de Thérapeutique, Vice-Président de la Société d'Agriculture.

Rapport sur l'Appareil à Gélatine qui fonctionne à l'Hospice général de Lille depuis l'année 1836.

Il existe quatre cylindres contenant ensemble 144 kilogrammes d'os.

L'extraction s'effectue sur les mêmes os pendant quarante-huit heures, en quatre jours, douze heures par jour. Chaque jour, les os d'un cylindre sont renouvelés, de sorte que le premier cylindre se compose d'os frais, et les trois autres d'os ayant servi un jour, deux jours et trois jours; par ce moyen, le bouillon a toujours le même degré.

Dépenses.

(Les calculs sont établis sur les prix de 1839.)

	fr.	c.
144 kilogrammes d'os à 10 cent. le kilogramme	14	40
160 kilogrammes charbon de terre, moitié gros, moitié gailleteux (40 kilogrammes chaque jour, pendant douze heures), à 3 fr. 02 c. le quintal . . .	4	84
Deux administrés servants, à 50 c. chacun par jour, ci, pour les quatre jours . .	4	»
Intérêts des frais de premier établissement, entretien des ustensiles, etc., 1 fr. par jour	4	»
Total	27	24

Recettes.

Graisse obtenue sur les 144 kil. d'os, 9 kil. à 1 fr. 26 c. . . . . 11 fr. 34 c.

72 kilogrammes d'os (résidus après extraction gélatineuse), à 4 c. . . . . . . 2 fr. 88 c.

14 22

Dépense nette . . . 13 02

Les quatre cylindres donnent vingt-cinq litres de bouillon par heure, ci, pour les quarante-huit heures . . . . 1,200 litres.

La dépense étant de 13 fr. 2 c., le litre revient à 1 c. 85 millièmes.

Ce bouillon est distribué en soupes au pain, au riz, aux haricots ou aux pommes de terre. Ces soupes sont saines et d'un goût agréable. On en distribue 1,300 litres par semaine, 67,600 litres chaque année.

La Gélatine offre de très-grands avantages aux Établissements qui, comme l'Hospice général de Lille, n'ont pas assez de ressources pour donner de la viande tous les jours aux administrés, attendu que, sans viande, on ne peut se procurer du bouillon, et que, pour obtenir du bouillon de viande au degré de celui provenant de la Gélatine, il faudrait une quantité de viande égale au moins à la quantité d'os employés pour la Gélatine. La dépense alors s'élèverait, savoir :

	fr.	c.
144 kilogrammes de viande à 90 c. . . .	129	60
80 kilogrammes de charbon à 3 fr. 2 c. le quintal	2	42
1 journée de servants	1	»
Intérêts des frais de premier établissement, entretien des ustensiles, etc.	1	50
Total	134	52

Sur quoi il faut déduire :

1° La viande cuite ou désossée, ré-

duite à la moitié, ou 72 kilogramm. à 90 c., . . 64 fr. 80 c.
2° 14 kilogramm. d'os à
  10 cent. , ... 1   40
3° 7 kilogr. de graisse à
  1 fr. 26 c., ... 8   82

                                                    75 02

Reste pour les 1,200 litres de bouillon 59 50
Par l'extraction gélatineuse, cette dépense n'étant que de 13 02

L'économie sur 1,200 litres est de . .   46 48
Et pour l'année, sur 67,600 litres, de . .   2,618 37

Certifié véritable par la Commission adminis-
trative des Hospices de la ville de Lille.

En séance, le 10 août 1839.

MM. Lefébure,
      Brame,
      Dumon,
      L. Danel.

Note envoyée en septembre 1839 par le Bureau de Bienfaisance de la ville de Lille (Nord). (1)

Il a été adressé le 15 novembre 1836, par le Bureau de Bienfaisance, à M. le Président de l'Académie des Sciences, quelques notes sur l'emploi de la Gélatine extraite des os , dans la préparation du Bouillon et des Soupes aux légumes que cette Administration charitable délivre directement aux indigents secourus à domicile. Une plus grande extension encore a été donnée à ces distributions , et, depuis un an surtout, le prix élevé des céréales et la modicité de ses ressources ayant forcé le Bureau de Bienfaisance à diminuer considérablement la quantité de pain qu'on délivrait, sans l'intermédiaire des Bureaux de Charité, à des familles placées dans une position particulièrement malheureuse , le pain a été remplacé par des portions de légumes cuits. Ce genre de nourriture paraît prendre , d'année en année, plus de faveur dans la classe indigente , et les préventions , qui d'abord l'en avait éloignée , semblent se dissiper entièrement.

Le bouillon est préparé avec une dissolution gélatineuse contenant environ vingt-cinq grammes de Gélatine pure par litre ; on y ajoute dix à douze kilogrammes de viande par cent litres de cette dis-

(1) L'appareil à gélatine du bureau de bienfaisance de Lille fonctionne, sans interruption, depuis le mois de mars 1832.

solution, plus les légumes verts et les épices pour l'aromatiser; ce bouillon est fort nourrissant et d'un goût agréable. Les Soupes aux légumes sont composées de riz, pommes de terre, haricots et pois, selon la saison, savoir : pour mille litres de soupes à raison de cent kilogrammes de riz ou de deux cents litres de haricots ou pois, ou dix hectolitres de pommes de terre, cuits comme le bouillon et bien mariés et assaisonnés avec le bouillon, dont il vient d'être parlé, et avec la quantité nécessaire de graisse. La dépense annuelle de l'Établissement s'élève à environ 10,800 francs; il a été délivré pour cette somme près de 36,000 litres de bouillon, et 50,000 litres de soupes, dont le prix de revient peut être fixé à 15 centimes le litre de bouillon, accompagné d'une partie de viande cuite et désossée, et 8 centimes le litre de soupes aux légumes.

Outre les distributions que fait le Bureau de Bienfaisance, il a délivré à peu près au prix coûtant, aux personnes charitables de la ville qui en font la demande, des Cartes de distribution d'un litre de légumes, que ces personnes donnent aux pauvres qu'elles désirent secourir directement.

MM. Baron DE JOUFFROY,

J. BLOQUEL,

L. MASUREL,

DOYEN.

Appareil à gélatine fonctionnant à l'hospice Saint-Nicolas de Metz (Moselle) *depuis le* 1er *juin* 1831.

N'ayant pas encore reçu les renseignements que j'ai demandés à MM. les administrateurs de l'hospice Saint-Nicolas de Metz, relativement au service de cet appareil, pendant la dernière année, et ne voulant pas retarder la publication des documents ci-joints, je me trouve obligé de ne pas attendre ces nouveaux renseignements : mais, d'un autre côté, ne voulant pas passer sous silence ce qui concerne l'appareil de Metz, au sujet duquel j'ai publié, chaque année, depuis 1831, des rapports si satisfaisants, je prends le parti de transcrire, ici, ce que M. Arago a dit du service de cet appareil, dans la séance de l'Académie des Sciences du 24 décembre 1838.

Extrait des comptes rendus des séances de l'Académie des Sciences, 24 *décembre* 1838 , *page* 1117.

EMPLOI DE LA GÉLATINE COMME ALIMENT.

« M. Arago expose que pendant son dernier séjour à Metz, il reçut une lettre par laquelle M. d'Arcet l'invitait à visiter l'hospice Saint-Nicolas où l'on faisait usage de gélatine, et à vouloir bien, à son retour, rendre compte à l'Académie de ce qu'il aurait observé. M. Arago souscrivit au désir de son confrère tout en craignant de subir, dans l'examen des faits, l'influence des préventions qu'on lui avait anciennement données contre le régime alimentaire, objet d'un débat si vif et si prolongé.

« L'hospice Saint-Nicolas, à Metz, renferme plus de 500 personnes, hommes, femmes et enfants. Les hommes et les femmes sont tous d'un âge très-avancé. Chaque individu reçoit, deux fois par jour et cinq jours par semaine, une soupe dans laquelle il entre un quart de litre d'un bouillon qui, pour 1000 rations, est préparé avec la gélatine provenant de 25 kilog. d'os et avec 10 kilog. de viande.

« Après la soupe du matin, chaque personne reçoit une ration de légumes, secs ou frais, cuits au lard.

« Après la soupe du soir, on distribue le lard qui a servi à la cuisson des légumes consommés le matin.

« Les rations de légumes frais, tels que pommes de terre, choux, carottes, navets,
pèsent   37 1/2 grammes.

Les rations de légumes cuits,
tels que haricots, pois, lentilles   12 1/2
Les rations de riz et de millet   5   (1)

« Les os d'où l'on extrait la gélatine proviennent de l'hôpital militaire, du collége, du séminaire.

(1) Les poids de ces rations sont évidemment beaucoup trop

Toutes les opérations relatives à cette extraction, s'exécutent dans une pièce qui n'est séparée de la salle où se tiennent les vieillards, que par une grille en bois.

« Avant l'introduction de la gélatine, le régime de Saint-Nicolas était exactement celui d'aujour-d'hui ; seulement le bouillon de la soupe se préparait avec du saindoux, du sel et des épices.

« La règle nouvelle, il faut bien le remarquer, n'a pas été introduite dans des vues économiques : le désir d'améliorer la soupe des pauvres a seul dirigé les administrateurs. Chaque quart de litre de bouillon au saindoux revenait à 0 cent., 92 ; chaque quart de litre de bouillon à la gélatine animalisée, coûte 1 cent., 25.

« Les détails qui précèdent montrent suffisamment que les observations recueillies à l'hospice Saint-Nicolas de Metz, ne sauraient décider si la gélatine pure est nutritive ; mais elles peuvent servir à apprécier l'influence que cette substance exerce sur l'économie animale quand elle est mêlée à du pain, à des légumes et à un très-léger bouillon de viande.

« Le bouillon de gélatine animalisé est en usage à l'hospice Saint-Nicolas de Metz, depuis plus de quatre ans. Depuis quatre ans, d'après le témoignage unanime des honorables administrateurs de cet établissement, l'état sanitaire des 500 individus

faibles. Je crois qu'il y a ici une faute d'impression, et qu'au lieu du mot *gramme* il faudrait au moins mettre *décagramme*.

D'ARCET.

qu'il renferme, a reçu la plus évidente amélioration. L'augmentation de dépenses dont il était question tout à l'heure, s'est trouvée plus que compensée par la moindre dépense afférente à l'infirmerie.

« M. Arago a reçu ces renseignements de la bouche de M. Pédancet, conseiller à la cour royale; de la bouche de M. Prost, colonel du génie, en retraite, jadis directeur des fortifications de Metz, commandant en second de l'école d'application, etc., et de celle de M. Frécot, ancien employé supérieur aux armées. Les déclarations que M. Arago a recueillies en parcourant les diverses salles de l'hospice, ont entièrement confirmé le dire de MM. les administrateurs. Sauf deux ou trois exceptions appartenant à la section des vieilles femmes, partout on s'est félicité du nouveau régime; partout on l'a déclaré très-supérieur à l'ancien sous le rapport de l'agrément et de la salubrité; partout on a exprimé la crainte qu'il ne fût abandonné.

« L'hôpital militaire de Metz renfermait naguère, pour les employés, un appareil à la gélatine qui ne sert pas maintenant. M. Arago s'est assuré auprès de M. le docteur Scoutteten, que des circonstances particulières, totalement indépendantes de la valeur que peut avoir le procédé de M. d'Arcet, en ont seules amené la suspension momentanée. Les employés se trouvaient très-bien de l'emploi du bouillon de gélatine animalisé : ils seraient heureux de le voir rétablir.

Emploi de la gélatine et de la graisse des os, dans le régime alimentaire de l'hôpital civil de Strasbourg.

J'ai appris, il y a quelques jours, par le plus grand hasard, que l'administration de l'hôpital civil de Strasbourg faisait usage, *depuis une quinzaine d'années*, de la gélatine et de la graisse des os de la viande de boucherie pour améliorer *gratuitement* le régime alimentaire de cet hôpital.

L'appareil employé est très-imparfait ; c'est une espèce de marmite à Papin, fonctionnant par intermittence et épuisant mal les os : cependant, je trouve les faits suivants dans la note qui m'a été envoyée à ce sujet.

Le cylindre de l'appareil peut contenir 25 kilog. d'os.

La graisse, la cendre du foyer et le résidu osseux sont plus que suffisants pour couvrir les frais , et l'on a en bénéfice, par chaque opération , 1 franc 15 en argent et 60 litres de dissolution gélatineuse.

La graisse extraite des os est employée au lieu de beurre, dans la cuisine de l'hôpital : quant aux 60 litres de dissolution gélatineuse, ils sont mélangés avec 60 litres de bouillon fait avec la viande, ce qui donne 120 litres de bouillon de bonne qualité qui est entièrement consommé dans l'hôpital, et pour la préparation duquel il n'a été, comme on le voit, employé que la moitié de la viande de boucherie nécessaire pour obtenir 120 litres de bouillon ordinaire.

Si ce fait remarquable m'avait été plus tôt signalé, je n'aurais pas manqué d'en faire valoir les circonstances et de le citer à l'appui de mes publications sur l'emploi alimentaire de la gélatine : qu'ai-je dit, en effet, qui ne soit confirmé par ce fait ? J'ai constamment soutenu qu'avec un appareil bien organisé et en opérant bien, on pouvait obtenir *gratuitement* la gélatine des os et que la dissolution gélatineuse pouvait servir à améliorer le régime alimentaire des hôpitaux : or tout cela a lieu à l'hôpital civil de Strasbourg, quoiqu'on y fasse usage d'un mauvais appareil, et c'est depuis une quinzaine d'années que ces résultats y sont obtenus ! j'espère que la portée de ces observations sera bien appréciée et que la publication de ce fait m'aidera à atteindre le but auquel je veux arriver.

D'ARCET.

Ce 10 octobre 1839.

Emploi alimentaire de la gélatine contenue dans les os de la viande de boucherie. (1)

En voyant brûler avec flamme, des os exposés au feu; en sentant l'odeur de corne brûlée qu'ils

(1) Note extraite de l'Almanach de France pour 1840.

exhalent lorsqu'ils se charbonnent, et en remarquant que plusieurs espèces d'animaux mangeaient les os et les préféraient même à d'autres aliments, on dut penser qu'ils contenaient une grande quantité de matière animale et que cette matière animale était nutritive.

Cette connaissance remonte, sans doute, à la plus haute antiquité, mais ce n'est que vers 1681 que la composition des os a été bien étudiée, et que l'on a commencé à proposer d'en extraire la matière animale et de l'employer pour la nourriture de l'homme.

La matière animale que les os contiennent, est connue sous le nom de gélatine, et est de même nature que la colle de poisson qui sert à préparer les gelées alimentaires, et que les parties de la viande de boucherie qui se dissolvent dans l'eau bouillante et dont les dissolutions se prennent en gelée en se refroidissant.

100 kilog. d'os secs contiennent, terme moyen, 30 kilog. de gélatine pure et sèche, et 8 ou 10 kilog. de graisse, et 100 kilog. d'os secs fournissent facilement 36 kilog. de substance alimentaire pure et sèche, tandis que 100 kilog. de viande de boucherie ne donneraient en les désossant et les faisant sécher, qu'environ 33 kilog. de viande amenée à l'état sec : l'on peut donc dire, qu'à poids égal, les os secs contiennent plus de matière nutritive sèche qu'il ne s'en trouve dans la viande de boucherie : telle est la mesure de la perte que l'on fait quand on n'emploie pas la gélatine des os

à la nourriture de l'homme : voyons maintenant s'il serait simplement utile ou bien indispensable de consacrer les os à cet usage.

Le célèbre Lagrange disait en 1791, qu'en France, chaque individu n'avait à manger, par jour, que la moitié de la quantité de viande formant la ration du soldat, et les statistiques prouvent que, depuis cette époque, le bien-être des Français, loin d'être amélioré sous le rapport de la consommation de la viande, va au contraire en s'affaiblissant de plus en plus, sans qu'il soit possible de prévoir la fin de ce mal et d'en arrêter le développement : or il est évident que cette diminution dans la consommation de la viande de boucherie n'a d'influence vraiment funeste que pour la classe pauvre ; en effet, ce qui est ici pour le riche une simple augmentation de dépense, est malheureusement pour le pauvre la cause d'une privation presque absolue de l'aliment dont il aurait le plus besoin (1).

Le riche, déjà trop bien nourri, consomme de la gélatine sous la forme de gelées de viande et de gelées diversement aromatisées, et il la trouve encore, à haute proportion, dans le bouillon dont il fait un usage journalier, tandis que le pauvre, à qui on la refuse, ne peut, faute d'argent, composer son régime alimentaire que de substances vé-

---

(1) En 1789, l'habitant de Paris consommait, par jour, 208 grammes de viande de boucherie ; il n'en avait plus que 135 grammes, par jour, en 1838 : sa ration journalière de viande de boucherie a donc été diminuée de 35 p 100 en 49 ans.

gétales incapables de lui procurer la force et l'é-
nergie dont il aurait tant besoin pour soutenir sa
famille et pour supporter les fatigues et les peines
de la vie.

Ce que je dis relativement à la classe pauvre
pourrait aussi s'appliquer, en grande partie, à la
classe moyenne de la société, mais, en fait d'amélioration du régime alimentaire, il y a trop à faire
pour s'occuper de cette classe, et c'est là où la
misère est l'état normal qu'il faut d'abord porter
secours; or, animaliser avec de la viande les aliments des pauvres, serait une mesure qui entraî-
nerait dans une dépense si considérable qu'un tel
parti ne peut être raisonnablement conseillé, parce
qu'il y a impossibilité absolue de l'adopter. Dans
un tel état de choses n'est-il pas évident qu'il n'y a
point à choisir; il y a nécessité d'améliorer le régime alimentaire des pauvres et de le rendre riche
en matière animale; il est certain qu'on ne peut
pas le faire en se servant de la viande de boucherie,
mais on peut se procurer la gélatine des os gratuitement, ou du moins sans dépense notable;
force est donc d'en venir à cette conclusion, c'est
qu'il y a non seulement convenance, mais encore
nécessité absolue d'avoir recours à la gélatine des
os si l'on veut animaliser le régime alimentaire
des pauvres, et améliorer leur sort autant que cela
est actuellement possible et réalisable en pratique
suivie.

Que l'on ne croie pas que ce qui précède est le
rève d'une tête exaltée ou le dire hasardé d'un fai-

seur de projets; heureusement pour les pauvres qu'il n'en est pas ainsi, et qu'une longue pratique a déjà sanctionné tout ce qui vient d'être dit.

L'hôpital Saint-Louis possède un appareil à gélatine depuis dix ans, et, depuis dix années, près de cent mille malades, convalescents, gens de service et indigents, y ont été nourris avec des aliments animalisés par la gélatine.

Il y a en activité, depuis plusieurs années, deux appareils à gélatine à Lille, un à Metz, un à Lyon, et le service de ces appareils n'a donné lieu qu'à des rapports entièrement favorables.

L'armée de 40,000 hommes envoyée en Afrique, pour s'emparer d'Alger, a consommé lors de son débarquement, quatre cent mille biscuits animalisés avec la gélatine des os et pesant chaque 276 grammes.

La gélatine extraite des os et convertie en feuilles, ou en tablettes, se vend, maintenant, dans tous les grands magasins de drogueries et d'épiceries où les restaurateurs et les cuisiniers savent bien l'aller chercher pour le service de la table des gens riches.

Tous les fabricants de conserves alimentaires extraient la gélatine des os et s'en servent pour remplir leurs boîtes, et les aliments contenus dans ces boîtes sont encore destinés aux classes riches ou aisées de la société.

Je pourrais augmenter de beaucoup la série de ces faits, mais la place me manque, et je crois d'ailleurs que ceux que j'ai cités suffisent bien pour prouver que je traite ici une question des plus graves, et pour donner à penser aux hommes puissants, chargés, à quelque titre que ce soit, d'améliorer le sort des pauvres, d'augmenter l'aisance des masses, et d'assurer ainsi la tranquillité publique et la stabilité de nos institutions.

D'ARCET.

TABLE

DES

MÉMOIRES ET DOCUMENTS DIVERS

RELATIFS A L'EMPLOI ALIMENTAIRE DE LA GÉLATINE DES OS,

PUBLIÉS PAR M D'ARCET.

(Tous ces documents forment un volume qu'on trouve chez
M. de Moléon, rue de la Paix, 20.)

IMPRIMERIE DE H. FOURNIER ET COMP.,
RUE DE SEINE, 14.